Sitzungsberichte
der Akademie der Wissenschaften
der DDR
Mathematik – Naturwissenschaften – Technik

4 N
1980

Niels Sönnichsen

Experimentelle und klinische Untersuchungen zur Pathogenese des Lupus erythematodes

AKADEMIE-VERLAG · BERLIN

Sitzungsberichte
der Akademie der Wissenschaften
der DDR
Mathematik — Naturwissenschaften — Technik

Jahrgang 1980 · Nr. 4/N

Niels Sönnichsen

Experimentelle und klinische Untersuchungen zur Pathogenese des Lupus erythematodes

AKADEMIE-VERLAG · BERLIN
1980

Vortrag von Prof. Dr. Niels Sönnichsen,
Direktor der Dermatologischen Klinik und Poliklinik
des Bereiches Medizin (Charité) der
Humboldt-Universität Berlin, vor der Klasse
Medizin am 15. Februar 1979

Herausgegeben im Auftrage
des Präsidenten der Akademie
der Wissenschaften der DDR
von Vizepräsident Prof. Dr. Heinrich Scheel

Erschienen im Akademie-Verlag, DDR-1080 Berlin, Leipziger Str. 3—4

Lizenznummer: 202 · 100/59/80
Gesamtherstellung: VEB Druckhaus Köthen
Bestellnummer: 762 846 0 (2010/80/4/N) · LSV 2025
Printed in GDR
DDR 3,— M

Unverändert gilt der Lupus erythematodes (LE) als klassisches Modell einer Autoimmunkrankheit. Für das Verständnis der zahlreichen beim LE nachweisbaren, ganz unterschiedlichen Immunphänomene muß man sich immer wieder vergegenwärtigen, daß das Immunsystem ähnlich dem Nervensystem der Koordination und Integration innerhalb des Organismus und gleichzeitig der Kommunikation und Informationsübermittlung zwischen Organismus und Umwelt dient. Veränderungen am Immunsystem führen deshalb zwangsläufig zu vielfältigen Auswirkungen am Gesamtorganismus. Indes erklärt sich die Pathogenese des LE nicht ausschließlich durch das Immunsystem. Nach unserem derzeitigen Wissensstand ergibt sich die Pathogenese aus dem Zusammenwirken genetischer, immunologischer sowie unterschiedlicher exogener Faktoren.

1. Genetische Disposition

Die umfangreichen Untersuchungen über die Bedeutung genetischer Faktoren beim LE lassen sich in folgenden Punkten zusammenfassen:

Systematische Familienuntersuchungen einschließlich Zwillingsstudien haben das gehäufte Auftreten von LE-Erkrankungen innerhalb einzelner Familien bewiesen [1].

Untersuchungen des Aminosäurestoffwechsels haben gezeigt, daß nach Belastung mit Phenylalanin nicht nur bei LE-Kranken, sondern auch bei klinisch gesunden Angehörigen Anomalien festzustellen sind [34].

Bei klinisch gesunden Angehörigen von LE-Kranken lassen sich zahlreiche Antikörper, insbesondere antinukleäre Faktoren (ANF) nachweisen [1].

Bei LE-Kranken treten genetisch bedingte Defekte von Komplementkomponenten gehäuft auf [39].

Analogieschlüsse lassen sich schließlich aus tierexperimentellen Befunden besonders mit den verschiedenen New-Zealand-(NZ-)Mäusen ableiten.

Die verschiedenen Stämme der NZ-Mäuse erkranken spontan an einer dem menschlichen LE nahestehenden Krankheit mit unterschiedlicher Ausprägung einer membranösen Glomerulonephritis sowie dem Vorkommen von ANF, hämolytischer Anämie und anderen Symptomen. Die NZB-Maus (B = black) entwickelt beispielsweise eine COOMBS-positive hämolytische Anämie, Splenomegalie und Glomerulonephritis bei LE-Zellennachweis in 5% der Fälle. Im Gegensatz dazu beträgt die Häufigkeit der LE-Zelle bei NZB/W F_1-Hybriden (W = white) 60—75%, während der COOMBS-Test in nur etwa 5% der Fälle positiv ist. Bei der F_1-Generation von NZB- und gesunden Mäusen besteht mit dem alleinigen COOMBS-Test gewissermaßen eine isolierte Autoimmunität. Aus diesen wenigen Befunden wird deutlich, daß die genetische Disposition für die Autoimmunität bei NZ-Mäusen durch die Einführung des genetischen Materials von NZW- oder anderen Mäusestämmen modifiziert oder unterdrückt werden kann [4, 35].

Von besonderer Bedeutung sind schließlich die Untersuchungen über HLA-Antigene bei LE. Obwohl auch für den Lupus erythematodes viszeralis (LEV), ähnlich wie für eine Anzahl anderer Erkrankungen bereits nachgewiesen, eine Bedeutung des HLA-Genlokus für das Auftreten bzw. die Prädisposition zur Erkrankung der einzelnen Individuen angenommen wird, ist ein mit der Krankheit koinzidierendes HLA-Antigen bisher nicht allgemein anerkannt. Neben HLA-B8 bzw. dem Haplotyp HLA-B8/HLA-A1 wurden am häufigsten die drei kreuzreagierenden Antigene HLA-Bw35, HLA-B5 und HLA-Bw15 bei einzelnen Populationen von LEV-Patienten vermehrt beobachtet. Wir fanden bei Patienten mit Lupus erythematodes chronicus (LEC) eine hohe Prävalenz des Haplotyps HLA-B8/HLA-A1 und deuten das als Hinweis auf eine gemeinsame Entität der kutanen und der systemischen Form der Erkrankung. Während bei Kaukasiern mit LEV vermehrt HLA-B8 gefunden wird, prävalieren bei anderen ethnischen Gruppen (Japaner, Schwarzhäutige) die Antigene HLA-Bw35, HLA-B5 und HLA-Bw15. Ganz allgemein wird HLA-B8 bei mit Autoimmunmechanismen einhergehenden Krankheiten vermehrt gefunden, so bei chronisch-aggressiver autoimmuner Hepatitis, Myasthenia gravis, Zöliakie, Dermatitis herpetiformis. Bei der GRAVESschen Krankheit prävaliert neben HLA-B8 bei Japanern auch HLA-Bw35. Mit höherer Frequenz als HLA-B8 wird bei Patienten mit Autoimmunkrankheiten das B-Lymphozyten-spezifische Antigen Dw3 des HLA-D-Lokus nachgewiesen. Gut untersucht sind in diesem Zusammenhang Zöliakie und Dermatitis herpetiformis. Man kann daher annehmen, daß der krankheitsspezifische Genort für die genannten Erkrankungen eher in Nachbarschaft zum HLA-D-Lokus als zum HLA-B-Lokus liegt. Bestimmendes Gen ist also HLA-Dw3: Durch ein Bindungsungleichgewicht zu HLA-B8 kommt dieses auch häufiger vor als andere, allerdings nur innerhalb einer ethnischen Gruppe.

Individuen mit der Genkonstellation HLA-B8 bzw. dem Haplotyp HLA-A1/HLA-B8 und HLA-Dw3 besitzen offenbar eine erhöhte Reaktivität des humoralen Immunsystems: Diabetiker und Patienten mit Morbus Addison, die HLA-B8 aufweisen, bilden vermehrt Antikörper gegen Insulin und Pankreasinselzellen bzw. vermehrt antiadrenale Antikörper.

Die Genkonstellation HLA-B8 bzw. der Haplotyp HLA-A1/HLA-B8 sind somit ein Fingerzeig auf das Vorliegen eines LEV bzw. auch LEC [30, 36].

2. Beziehungen zwischen genetischer Disposition und Immunsystem

In Wertung der verschiedenen Befunde zur Genetik des LE stellt sich die Frage nach den Zusammenhängen zwischen Genetik und Immunsystem beim LE.

Die Assoziation bestimmter HLA-Antigene zu Krankheiten bietet verschiedene Erklärungsmöglichkeiten. Neben der „Molecular-mimicry"-Theorie, d. h. dem Auftreten von antigenischen Kreuzreaktionen zwischen einem pathogenen Krankheitserreger und einem HLA-Antigen und der Möglichkeit, daß HLA-Antigenstrukturen auf der Zellmembran als Rezeptoren für pathogene Erreger fungieren, ist wohl am wahrscheinlichsten die Hypothese von der genetischen Kopplung der HLA-Antigene mit Immunantwort-(Ir = immune response-)Genen. Die noch hypothetischen „Krankheitsempfänglichkeitsgene" würden dann Immunantwortgene sein, die mit bestimmten Histokompatibilitätsdeterminanten des HLA-Chromosomenabschnitts genetisch gekoppelt sind. Die ungewöhnliche Häufung von HLA-B8 bei diesen unterschiedlichen Autoimmunkrankheiten läßt vermuten, daß diese Erkrankungen nicht von unterschiedlichen Ir-Genen, sondern von einem Autoimmundefektgen determiniert werden, das mit HLA-B8 in einem Bindungsungleichgewicht steht. Da Gene durch Virusinfektionen, unterschiedlich metabolisierte Arzneimittel oder auch körpereigene Metabolite beeinflußt werden, verändert sich der Phänotyp der Erkrankung. Das könnte die Ursache dafür sein, daß nur ein kleiner Teil der HLA-B8-Träger, besonders auch in den betroffenen Familien, an einer der genannten Erkrankungen leidet.

Geht man davon aus, daß, wie im Tiermodell ausgewiesen, auch beim Menschen ein Zusammenwirken von Major-Histokompatibilitätsgenen und Ir-Genen postuliert werden kann, so dürfte hier der Schlüssel zum genetischen Verständnis der Reaktionsweise des Immunsystems beim LE liegen.

3. Allgemeine Reaktionsweise des Immunsystems beim LE

Zur Prüfung der allgemeinen Reaktionsweise des LE haben wir in einer einfachen Versuchsanordnung die Antikörperbildung nach *Brucella-abortus-Bang*-Sensibilisierung bestimmt. Dabei konnte bei allen LE-Patienten im Vergleich zur Kontrollgruppe eine erhöhte Antikörperbildung festgestellt werden, d. h. bei gleichem Antigen ist das Ausmaß der Antikörperbildung unterschiedlich (Tab. 1).

Um zu prüfen, inwieweit diese Antikörperbildung vom Antigen abhängt, haben wir als Modell das Xeroderma pigmentosum genutzt.

Die exzessive Vermehrung von DNS-Serumantikörpern ist ein paraklinisches Leitsymptom des LEV. Ihnen wird pathogenetische Bedeutung zugesprochen, die über eine Immunkomplexerkrankung und/oder antikörperabhängige zellvermittelte Zytotoxität ablaufen soll. Auffällig ist das gegensätzliche Verhalten von Spezies- und Krankheitsspezifität. Auch ist DNS ein sehr schwaches Immunogen. So schlugen bisher zahlreiche Versuche fehl, experimentelle Antiseren gegen native DNS herzustellen. Die Immunogenität der DNS nimmt durch UV-Bestrahlung erheblich zu, wofür Fotoprodukte (vor allem Thymindimere) verantwortlich gemacht werden.

Tabelle 1

Reziproke Werte der Brucella-Antikörper-Titer bei verschiedenen Lupus erythematodes-Formen und Kontrollpersonen
$\bar{x} \pm S$

	1. Woche	2. Woche	3. Woche
Lupus erythematodes cutaneus localisatus (21)*	8,35 ± 11,83	35,41 ± 42,42	19,93 ± 40,0
Lupus erythematodes cutaneus disseminatus (9)*	3,47 ± 4,36	26,38 ± 33,1	13,19 ± 9,7
Lupus erythematodes visceralis (4)*	39,08 ± 46,9	150,0 ± 58,3	56,25 ± 31,45
Kontrollgruppe (43)*	3,34 ± 3,0	15,7 ± 7,4	6,65 ± 15,84

* Anzahl der Bestimmungen

Es erhob sich in diesem Zusamenhang die Frage, ob die Entstehung der DNS-Antikörper beim LEV Folge einer Immunogenitätssteigerung z. B. infolge UV-Bestrahlung körpereigener DNS oder auch Konsequenz des Auftauchens fremder und damit stärker immunogener DNS sein könnte.

Beim Xeroderma pigmentosum können die in den Körperzellen entstehenden Thymindimere nicht ausreichend oder überhaupt nicht eliminiert werden. Infolge des molekularbiologischen Basisdefekts ist demnach beim Xeroderma pigmentosum vermehrt immunogene DNS vorhanden. Trotzdem unterschieden sich die Serumantikörperkonzentrationen bei Verwendung unbestrahlter wie UV-bestrahlter DNS als Antigen nicht von denen der gesunden Kontrollpersonen [29] (Tab. 2). Auch die Untersuchung macht deutlich, daß nicht das Antigen, sondern das Immunsystem für die erhöhte Antikörperbildung verantwortlich ist. Der LE ist demnach gekennzeichnet durch eine erhöhte Reaktivität des Immunsystems.

Tabelle 2

Bindung von unbestrahlter bzw. UV-bestrahlter ^{125}J-ss-DNS durch Xeroderma pigmentosum-Seren (Farr-Technik)

Seren	n	Antigen: ^{125}J-ss-DNS	Anti-DNS-Serumantikörper (% Bindung)
Kontrollpersonen	120	unbestrahlt	10,2
Xeroderma pigmentosum	5	unbestrahlt	11,6
Xeroderma pigmentosum	5	UV-bestrahlt	3,6

4. Nachweis mitogener Faktoren beim LE

Nach unseren Untersuchungen [10] erhöht zum Zeitpunkt der akuten Exazerbation das Serum LEV-Kranker die Spontantransformationsraten autologer und

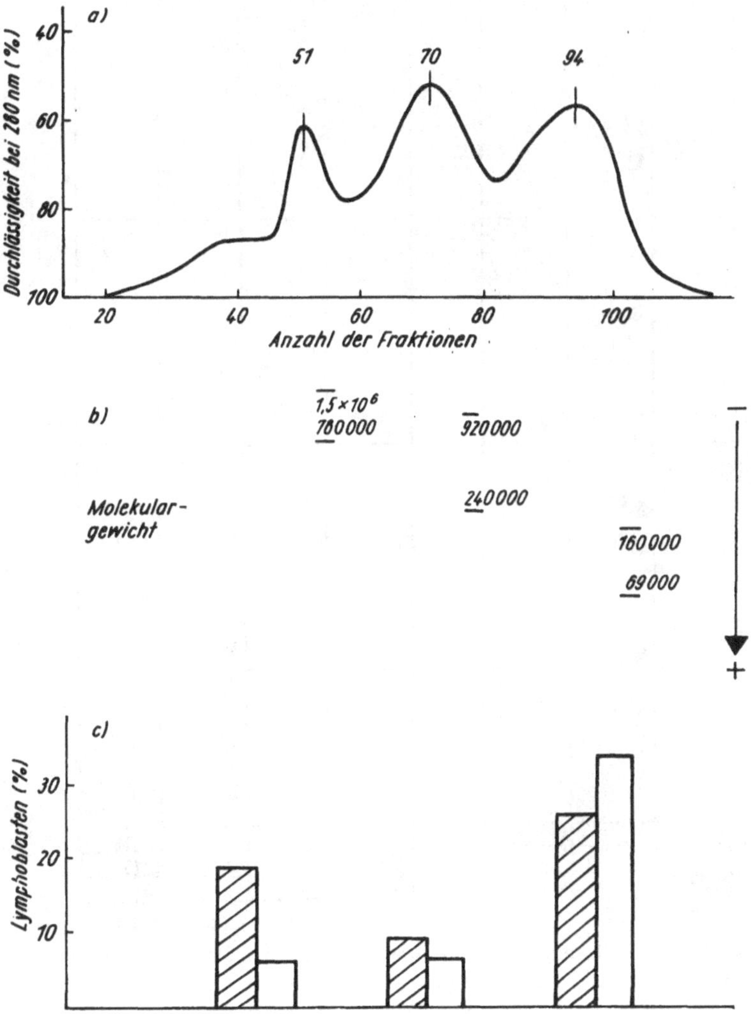

Abb. 1 Lymphozytentransformation durch LEV-Serum

a) Serumproteinverteilung nach Chromatographie an Sephadex G 200

b) Polyakrylamidgelelektrophorese und Molekulargewichtsbestimmung der Proteine in den Serumfraktionen

c) Einfluß der Serumfraktionen (Nr. 51, 70 und 94) auf die Transformationsraten autologer (schraffierte Säulen) und homologer (unschraffierte Säulen) Lymphozyten

homologer Lymphozyten, während das Serum gesunder Kontrollpersonen die Transformationsraten der LEV-Lymphozyten nicht erhöht.

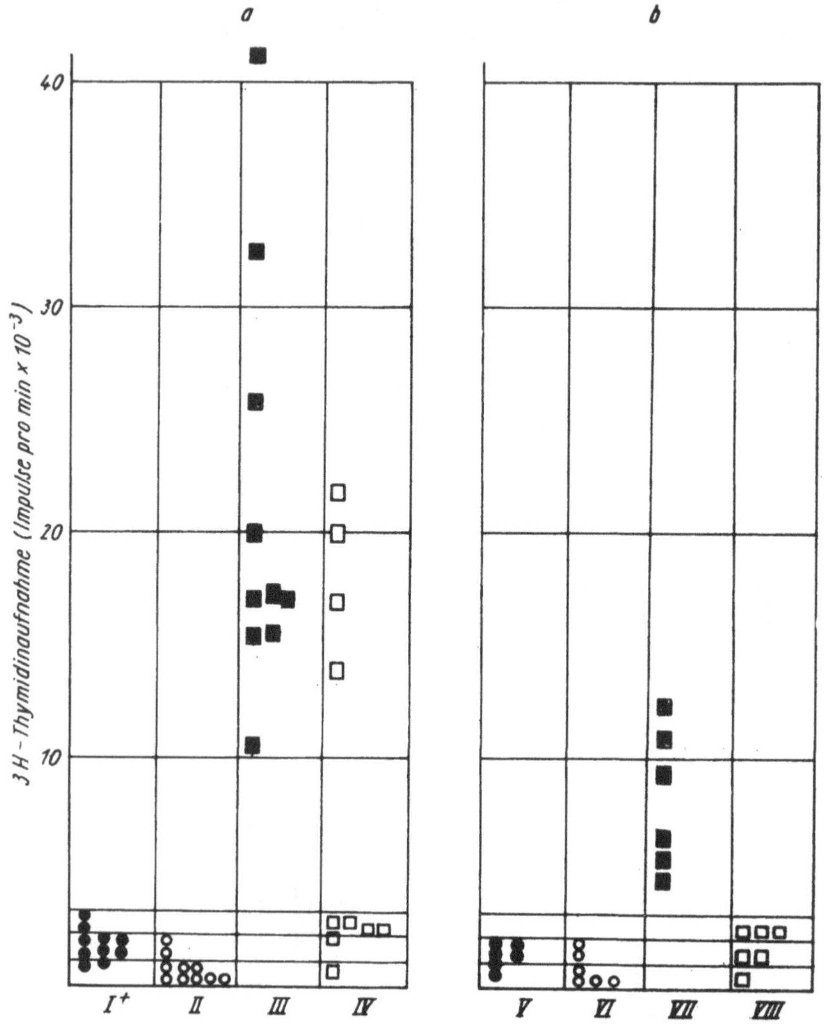

Abb. 2 a und b T- und B-Lymphozytenstimulation von LEV-Patienten (a) und von Kontrollpersonen (b) durch LEV-Serum und Kontroll-(Ab/Rh)Serum

● T-Lymphozyten/LEV-Serum
○ T-Lymphozyten·Kontroll-(Ab/Rh)Serum
■ B-Lymphozyten/LEV-Serum
□ B-Lymphozyten/Kontroll-(Ab/Rh-)Serum
+ Nummern der Gruppen

T-Teste: I/V $p < 0{,}05$, I/III $p < 0{,}001$, V/VII $p < 0{,}05$, VI/VIII $p < 0{,}05$, I/II $p < 0{,}01$, IV/VIII $p < 0{,}01$, III/IV $p < 0{,}01$, VII/VIII $p < 0{,}001$

Wir sind deshalb davon ausgegangen, daß während der akuten Krankheitsphase das LEV-Serum Faktoren enthalten muß, die die blastoide Transformation autologer Lymphozyten erhöhen, und haben versucht, diese Faktoren nachzuweisen und zu charakterisieren [9]. Dabei konnten mit Hilfe der Polyakrylamidgelelektrophorese zwei unterschiedliche Fraktionen bestimmt werden. Eine hochmolekulare Fraktion, bei der es sich um Antigen-Antikörper-Komplexe handeln dürfte, erhöht nur die Transformation autologer Lymphozyten, während eine niedermolekulare Fraktion sowohl die Transformation der autologen als auch „unspezifisch" die der

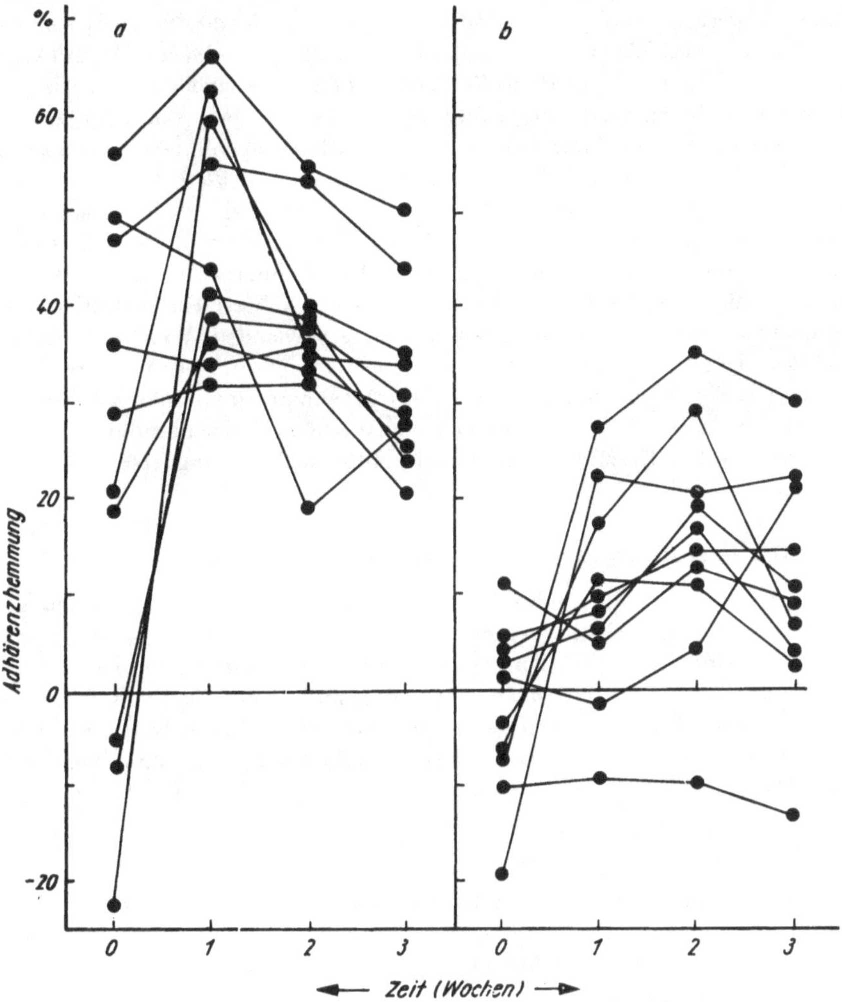

Abb. 3 a und b Granulozytenadhärenzhemmung bei LEV-Patienten (a) und Kontrollpersonen (b) nach Immunisierung mit *Brucella-abortus-Bang*-Antigen

homologen Lymphozyten stimuliert (Abb. 1). In weiteren Untersuchungen konnte gezeigt werden, daß diese mitogenen Serumfaktoren bevorzugt auf B-Lymphozyten wirken (Abb. 2).

Unspezifisch mitogen wirkende Faktoren werden von Makrophagen [38] und auch von Lymphozyten gebildet [7, 31]. Dumonde et al. [13] haben diese Faktoren als Lymphokine bezeichnet. Sie werden vermehrt sezerniert, wenn Lymphozyten oder Makrophagen im Rahmen einer Immunantwort stimuliert werden.

Um festzustellen, ob auch andere Mediatoren bei den Kranken eine erhöhte Aktivität aufweisen, wurden LEV-Patienten mit *Brucella-abortus-Bang*-Antigen immunisiert und nachfolgend die Aktivität des Granulozytenadhärenzhemmfaktors bestimmt [19]. Eine im Vergleich zu Gesunden erhöhte Aktivität wäre ein Hinweis dafür, daß im Rahmen einer Immunantwort Lymphozyten und Makrophagen von LEV-Kranken bestimmte biologisch wirksame Mediatoren vermehrt sezernieren. Nach der Immunisierung LEV-Kranker mit *Brucella-abortus-Bang*-Antigen ist nach Zugabe der LEV-Seren zum Kultivierungsmedium die Granulozytenadhärenz deutlich geringer als vor der Immunisierung (Abb. 3). Im Vergleich dazu hemmen die Seren der immunisierten Gesunden geringer. Der Granulozytenadhärenz-Hemmfaktor ist demnach bei den immunisierten Kranken in höherer Konzentration oder Wirksamkeit als bei den immunisierten Gesunden vorhanden. Weiterhin ergeben sich zeitliche Unterschiede in der Hemmung der Granulozytenadhärenz zwischen immunisierten Gesunden und Patienten. Das Maximum der Adhärenzhemmung wird durch die meisten LEV-Seren bereits eine Woche nach der Immunisierung erreicht, während bei Gesunden die stärkste Adhärenzhemmung erst nach zwei Wochen feststellbar ist.

5. Zytotoxische Antikörper nach artifizieller Immunisierung

Da die niedermolekularen mitogenen Serumfaktoren auf B-Lymphozyten unspezifisch stimulierend wirken, wurde untersucht, ob nach Immunisierung von Patienten mit *Brucella-abortus-Bang*-Antigen infolge der unspezifisch stimulierenden Wirkung die Konzentration anderer Serumantikörper (Autoantikörper) zunimmt. Tatsächlich läßt sich neben den bereits erwähnten höheren Antikörpertitern gegen *Brucella-abortus-Bang* (Tab. 1) auch eine gleichzeitige Zunahme von zytotoxischen Antikörpern (Autoantikörpern) nachweisen (Abb. 4).

6. Das Antikörperspektrum bei LEV

Als Folge der allgemeinen Hyperreaktivität des B-Zellsystems kann beim LEV eine Fülle verschiedener Autoantikörper, isogenischer und heterogenischer, aber auch eine überdurchschnittliche Immunantwort auf allgemeine, bakterielle, virale, mykotische, pharmakologische und andere Antigene nachgewiesen werden [12]. Die erhöhten Antikörperspiegel persistieren länger als normal. Isoagglutinintiter sind ebenso erhöht wie die Antwort auf experimentelle oder diagnostische Antigen-

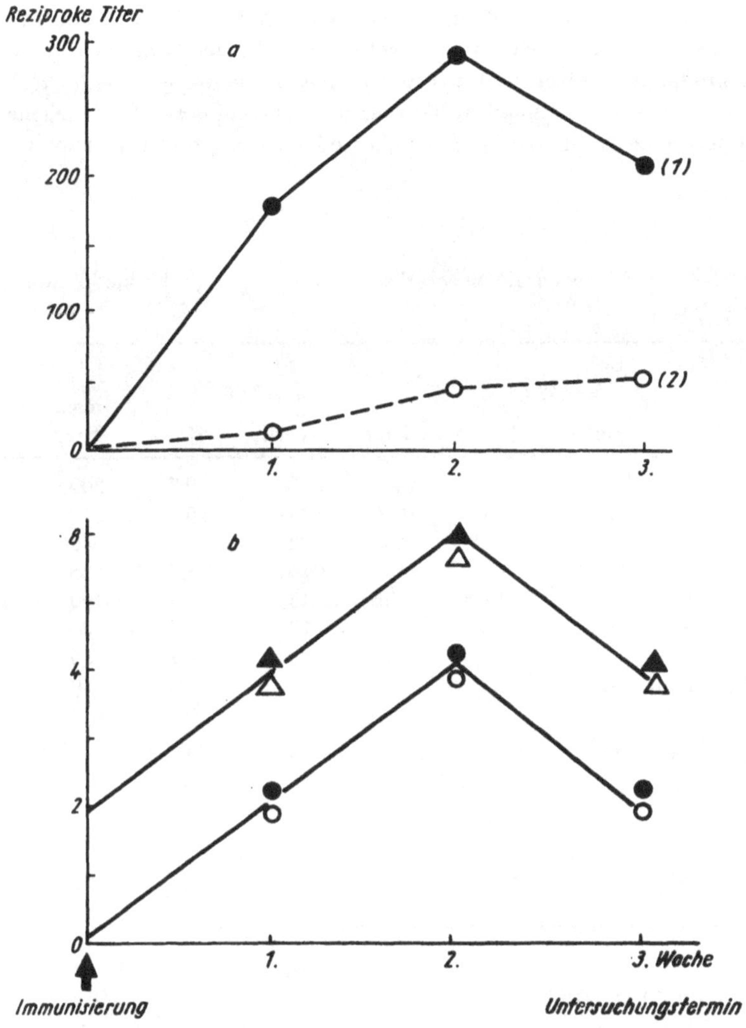

Abb. 4 a und b Antikörpertiter nach Immunisierung mit *Brucella-abortus-Bang*-Antigen. a Bildung spezifischer Antikörper durch LEV-Patienten (1) und Kontrollpersonen (2). b Unspezifische Zunahme zytotoxischer Antikörper bei 4 der 10 immunisierten LEV-Patienten

stimuli. Ausdruck dieser Diathese sind neben der allgemeinen Hypergammapathoproteinämie auch Plasmaeiweißautoantikörper (Rheumafaktoren usw.), Antigerinnungsfaktoren, Antikörper gegen Thymusglobulin sowie Antilipoidantikörper vom WASSERMANN-Typ, die für die unspezifisch reaktiven (falsch positiven) Syphilisreaktionen verantwortlich sind. Hierher gehören auch die sonstigen, inkonstant nachweisbaren zytoplasmatischen und organspezifischen Autoantikörper. Die mittels Organextrakten usw. nachgewiesenen Gewebsautoantikörper konnten in ihrer Organspezifität größtenteils nicht bestätigt werden, d. h. sie waren durch ANF, antimitochondriale Antikörper, Lipoid-Antikörper u. a. vorgetäuscht. Zum Beispiel kommen organspezifische Antikörper gegen Leber oder Niere praktisch kaum vor (Tab. 3).

Tabelle 3
„Autoantikörper“ bei verschiedenen Lupus erythematodes-Formen (indirekte Immunofluoreszenztechnik)

Antikörper gegen	LEV n = 142 positiv	%	max. Titer	LEC n = 406 positiv	%	max. Titer
Mitochondrien	9	6,4	1600	3	0,7	200
Sarkolemm	9	6,4	1600	24	5,9	200
quergestr. Muskulatur	8	5,6	400	32	7,9	50
glatte Muskulatur	11	7,7	400	19	4,7	25
Strat. basale d. Epidermis	3	2,1	25	15	3,7	100
Zytoplasma d. Epidermis	10	7,0	100	17	4,2	100
Retikulin-Fasern	1	0,7	25	3	0,7	50
Gefäße (ohne Muskulatur)	6	4,2	800	10	2,5	100
Nerven	1	0,7	100	2	0,5	100
Auto-Antikörper (außer ANF) insgesamt:	39	27,5		95	23,5	
davon konkordant mit ANF:	35	24,6		14	3,4	
in Prozent der Fälle mit Auto-Antikörpern		89,7			14,7	

6.1. Antinukleäre Faktoren (ANF)

Der LE-Faktor erwies sich als einer der zahlreichen ANF, die heute in folgende hauptsächliche Gruppen unterteilt werden:

Antikörper gegen DNS, sowohl Doppelstrang-(ds-) als auch Einstrang-(ss-) DNS, meist gegen beide.

Antikörper gegen Nukleoprotein (DNS-Histonkomplex) (LE-Faktor),

Antikörper gegen Histone (basische Kernproteine),

Antikörper gegen azidophile Kernproteine (RNP, Antigene: Sm, Mo, ENA),

Antikörper gegen Nukleolus-RNS,

Antikörper gegen fibrilläre bzw. partikuläre Kernproteine und „non-Histone“ [6]

Die ds-DNS-Antikörper haben wahrscheinlich die größte pathogenetische Bedeutung unter den ANF, jedenfalls die größte Kongruenz mit schwerem klinischem Verlauf. Sie sind offenbar gegen Konformationsdeterminanten der Tertiärstruktur der DNS gerichtet, da die unterschiedlichen DNS genetisch äußerst differenter Spezies (Mammalier, Bakterien, Viren) in der Mikro-KBR nach Wassermann und Levine kongruente Bindungskurven zeigen. Demgegenüber sind die bei LE häufigeren ss-DNS-Antikörper gegen bestimmte Basissequenzen gerichtet und in ihren Bindungskurven abhängig vom Guanin-Zytosin-Adenin-Thymin-Gehalt der als Testantigen verwendeten DNS. Die bisher ausführlich analysierten Antikörper waren alle vorzugsweise gegen Guanin-Zytosin-Determinanten gerichtet, bei Abwesenheit von ds-DNS-Antikörpern aber gegen Adenin-Thymin- bzw. poly-Thymidin-Sequenzen [37] (Tab. 4).

Tabelle 4
Frequenz der antinukleären Faktoren bei Lupus erythematodes (indirekte Immunofluoreszenztechnik)

LEV		LEC cum exacerbatione		LEC disseminatus		LEC localisatus		LEC (sämtliche Formen)	
n[1]	positiv[2] (%)	n[1]	positiv[2] (%)	n[1]	positiv[2] (%)	n[1]	positiv[2] (%)	n[1]	positiv[2] (%)
123	100	17	41,2	17	29,4	230	19,6	264	21,6
19	100	8	25,0	12	25,0	122	13,1	142	14,8
142	100	25	36,0	29	27,6	352	17,3	406	19,2

[1] Anzahl der Patienten
[2] Titer = 1 : 100

Beim drogeninduzierten LE (unter anderem durch Hydralazin, Methyldopa, Antihypertensiva, Hydantoin, Antikonvulsiva, Isoniazid, Tuberkulostatika, Chlorpromazin, Phenothiazine, Prokainamid, Thiourazil, Gold, Antibiotika), kommen ebenfalls ANF und ss-DNS-Antikörper vor, die nach Karenz wieder verschwinden.

6.2. RNS-Antikörper

Antikörper gegen RNS, besonders gegen ds-RNS [32], welche in Mammalierorganismen normalerweise nicht vorkommen, sowie der Nachweis der Revertase sind als Hinweise für eine Beteiligung von Viren an der Pathogenese gedeutet worden. Die elektronenoptischen Befunde über die „virusartigen" Partikeln und Übertragung entsprechender Befunde von den NZ-Mäusen reichen für eine Deutung der Pathogenese des LE im Sinne einer slow virus infection nicht aus.

6.3. Antikörper gegen Erythrozyten, Leukoztyen und Thrombozyten

Sie konnten bei LEV in > 10% der Fälle nachgewiesen werden, mit dem Antiglobulinkonsumtionstest jedoch bei bis zu 90%. Diese Ergebnisse sind durch an den Oberflächen adsorbierte Immunglobuline vorgetäuscht und konnten mit anderen Methoden nicht in dieser Häufigkeit bestätigt werden. Das gilt auch für die ebenso bei verwandten Krankheitsbildern und banalen Virusinfektionen nachweisbaren Lymphozytotoxine (gegen autologe T-Lymphozyten). Die Antikörper sind gegen definierte Determinanten der Erythrozyten (Blutgruppeneigenschaften), Leukozyten unter anderem, aber auch Neoantigene und Thrombozyten gerichtet. Sie sind alle nicht konstant und nicht für die charakteristische Leukopenie notwendig (immuninduzierte Markdepression?). Die lymphozytären u. a. zytotoxischen Antikörper (gegen Fibroblasten) sind gegen unbekannte (Neo?)-Antigene gerichtet.

6.4. Antimitochondriale Antikörper

Antimitochondriale Antikörper sind ein Sonderfall der Zytoplasmaantikörper (neben Antikörpern gegen Mikrosomen, Ribosomen, Lysosomen usw.). Sie sollen Leitsymptom des Pseudo-LE-Syndroms [26, 27] sein. Bei der Abgrenzung dieses Syndroms ist jedoch Vorsicht geboten. Eigene Langzeitbeobachtungen haben wiederholt das spätere Auftreten typischer ANF mit Konversionen in LEV gezeigt.

7. Immunkomplexe (IK) im zirkulierenden Blut und im Gewebe

Die im Serum nachweisbaren Autoantikörper stellen gewöhnlich den nicht gebundenen Überschuß oder die eine Seite des Antigen-Antikörper-Gleichgewichtes dar, teilweise handelt es sich auch um niedrig-avide Antikörper. Gewöhnlich sind neben den Antikörpern auch freie Antigene und IK nachweisbar. Deren Größe und Stabilität ist vom Verhältnis Antikörper zu Antigen abhängig. In der Kälte spontan präzipitierende zirkulierende IK waren als Kryoglobuline schon lange bekannt und wurden durch Barnett et al. [3] u. a. als IK erkannt.

Wir haben bei insgesamt 45 LEV-Kranken die Serumimmunkomplexe quantitativ mit Hilfe einer Polyäthylenglykolpräzipitationsmethode bestimmt. Während der akuten Krankheitsphase waren die Werte zu 86% pathologisch, unter Therapie jedoch nur zu 39% [11].

8. Quantitative Veränderungen der B-Lymphozyten

Der unmittelbare Hintergrund der Überfunktion des humoralen Immunsystems ist die Aktivitätssteigerung der B-Lymphozyten, die ihren Ausdruck in der Zunahme der Gesamtzahl und Untergruppen findet.

So ist die Zahl der mäuseerythrozytenrosettenbildenden Zellen (C_3-Rezeptorträger) erhöht. Auch bei einer Differenzierung zwischen B-Lymphozyten (B-Proimmunozyten) mit membrangebundenen Ig-Rezeptoren und den B-Immunozyten (Plasmazellen, welche intrazellulär Ig produzieren und speichern) sind beim LEV beide Zellarten erhöht. Die Ig-tragenden B-Zellen, die nur als lebende Zellen mit empfindlicher Methodik nachweisbar sind, sind gewöhnlich stärker vermehrt als die auch in fixierten Ausstrichpräparaten nachweisbaren B-Immunozyten. Das bedeutet, daß die latente Potenz des B-Zellsystems gewöhnlich noch größer ist als die effektive Ig-Produktion. Beide Subtypen sind gegenwärtig quantitativ meßbar, ihr Produkt, die Hypergammaglobulinämie, ist schon lange bekannt.

Nach unseren Untersuchungen wurden bei gesunden Kontrollpersonen an lebenden Zellen membrangebundene Immunglobuline in 10 bis 20% gefunden. In der aktiven Krankheitsphase sind die B-Proimmunozyten um durchschnittlich 150 bis 250% vermehrt (Tab. 5). Die Werte der B-Immunozyten lagen bei gesunden Kontrollpersonen bei 5 bis 8% für die Summe aller Immunglobuline. Deutlicher noch als bei den B-Proimmunozyten ist die Erhöhung der B-Immunozyten in der aktiven Krankheitsphase des LEV ausgeprägt. Die Werte liegen zwischen 200 und 400% (Tab. 5).

Tabelle 5

Quantitativer Nachweis von B-Lymphozyten mit der Immunofluoreszenz

B-Proimmunozyten. Nachweis membrangebundener Immunglobuline an der lebenden Zelle.
Kontrollpersonen: IgG 4%, IgA 1,2%, IgM 5%, IgD 3,5%, IgE 2%, C3 6%.
LEV: Erhöhung um 150 bis 250%

B-Immunozyten. Nachweis intrazellulärer Immunglobuline an der fixierten Zelle.
Kontrollpersonen: IgG 0,5—1,5%, IgA 0,75—1%, IgM 0,5—1,5%, IgD 0—1%, IgE 0—1%.
LEV: Erhöhung um 200 bis 400%

9. Pathogenetische Kette im Verhalten des Immunsystems

Die allgemeine Hyperreagibilität des Immunsystems mit der Bildung der Vielzahl der Antikörper und ihrer Ablagerung als Immunkomplexe, in deren Folge die große Variabilität der Organmanifestation beim LEV entsteht, wird zurückgeführt auf eine Störung des physiologischen Gleichgewichtes zwischen zellulärer und humoraler Immunreaktion. Als Ursachen ziehen wir in Betracht:

Verminderung von Suppressor-T-Lymphozyten [5],

Bildung zytotoxischer Antikörper gegen Thymuszellen und T-Lymphozyten [33],

vorzeitige Thymusrückbildung und Entwicklung von Erkrankungen oder abnormen Strukturen im Thymus bzw. Verlust der humoralen Thymusfunktion [2].

Bemerkenswert sind in diesem Zusammenhang Untersuchungen von Krakauer et al. [25], wonach bei adulten NZB/W F1-Mäusen die Hemmung der Bildung von Immunglobulinen durch Suppressor-T-Lymphozyten vermindert ist. Auch bei anderen Autoimmunphänomenen soll die verminderte Funktion von T-Suppressor-Zellen pathogenetisch bedeutsam sein [16, 22].

In letzter Zeit ist mehrfach über einen bislang kaum beachteten Zelltyp berichtet worden, der normalerweise sowohl im Thymus verschiedener Säugetiere und des Menschen als auch in den sekundären lymphatischen Organen (Lymphknoten, Milz) vorkommt. Er ist ebenso bei verschiedenen Erkrankungen nachweisbar [23]. In den sekundären lymphatischen Organen findet sich dieser als interdigitierende Zelle (interdigitating cells, Verzahnungszelle) bezeichnete Zelltyp ausschließlich in den thymusabhängigen Bereichen. Diese Zellen zeigen hier mit ihren zahlreichen Zytoplasmafortsätzen einen engen morphologischen Kontakt zu den T-Lymphozyten. Außer einem den Histiozyten ähnelnden Kern und elektronenlichtem Zytoplasma bilden sie charakteristische tubulovesikuläre Strukturen, so daß sie relativ leicht identifiziert werden können.

Bei elektronenmikroskopischen Untersuchungen an Lymphknoten von LEV-Kranken konnten wir solche Zellen nicht eindeutig ermitteln [23], obwohl in den Lymphknoten neben lymphoiden Zellen auch histiozytäre und retikuläre Zellformen vorhanden waren, bei denen jedoch die angeführten zellmorphologischen Kriterien nicht in Erscheinung traten (Abb. 5). Inwieweit es sich bei den einzelnen nicht lymphoiden Zellen teilweise um abnorm strukturierte Verzahnungszellen handelt, kann nicht mit Sicherheit gesagt werden. Möglicherweise besteht nicht nur eine enge topographische Beziehung, sondern auch eine funktionelle Korrelation zwischen den T-Lymphozyten und diesen Zellen, durch die eine entsprechende „Reifung" bzw. Differenzierung der T-Lymphozyten erfolgt.

Wir gehen davon aus, daß bestimmte Serumfaktoren (unspezifisch mitogene Faktoren, Granulozytenadhärenz-Hemmfaktor) bei LEV-Kranken erhöht sind, weil Suppressor-T-Lymphozyten vermindert funktionell wirksam sind. Bei der Regulation einer Immunantwort sind mitogene Faktoren und auch hemmende Komponenten von Bedeutung. Gershon [17] bezeichnete ein entsprechendes dynamisches Gleichgewicht als homöostatische Regulation. Eine Immunantwort erfolgt dann, wenn die Aktivität mitogener Serumfaktoren überwiegt. Unspezifisch mitogene Faktoren werden sowohl von Makrophagen als auch von T-Helferlymphozyten sezerniert, während hemmende Faktoren durch T-Suppressorzellen gebildet werden sollen.

Bei LEV-Kranken dürfte es zur Bildung von Autoantikörpern kommen, weil die Aktivität unspezifisch mitogener Serumfaktoren (T-Helferaktivität?) überwiegt. Die molekularbiologische Wirkung derartiger Faktoren läßt sich folgendermaßen erklären:

Die Aktivierung von B-Lymphozyten wird durch die Wechselwirkung eines mehrwertigen Liganden (Antigen) mit Rezeptoren der Lymphozytenmembran ausgelöst (1. Signal). Eine erhöhte B-Zellstimulation soll durch die Wechselwirkung zusätzlicher Faktoren (z. B. T-Helferaktivität) mit ebenfalls spezifischen Membranrezeptoren induziert werden (2. Signal). Demnach könnten die unspezifisch mitogenen Serumfaktoren als Signalfaktoren wirken und durch bestimmte Wechselwirkungen mit der Lymphozytenmembran die Bindungsaffinität eines Antigens erhöhen oder die Bindung überhaupt erst ermöglichen. Im Vergleich zu Gesunden würden bei LEV-Patienten relativ mehr Lymphozyten (bezogen auf eine gleiche

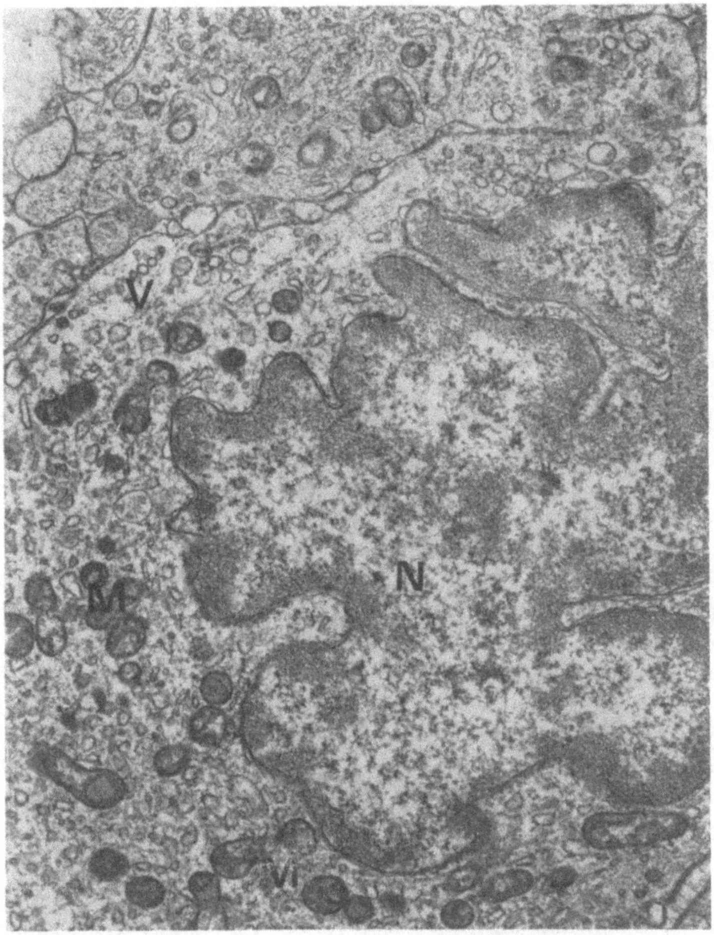

Abb. 5 Histiozytäre Zelle mit stark gelapptem Zellkern (N) und zahlreichen Mitochondrien (M) im Zytoplasma sowie zum Teil kettenartig angeordneten Vesikeln (V). Vergr.: 21 000fach

Lymphozytenzahl) Antigen binden. Durch eine bestimmte Antigenmenge würden mehr Lymphozyten stimuliert — die Immunantwort wäre erhöht. Bei gleicher Autoantigenkonzentration (nicht zu Tolerogenen sequestrierte körpereigene Substanzen [18]) wäre eine vermehrte Bindung von Autoantigenen möglich, es entstehen Autoantikörper.

Die in der Folge entstehenden IK haben verschiedene pathogenetische Wirkungen:

Aktivierung und Anlagerung und damit teilweise erhebliche Senkung des Komplementspiegels im Blut, und zwar sowohl der Gesamtaktivität als auch einzelner

Komponenten im aktiven Schub. Der Komplementverbrauch ist abhängig vom Typ (IgM) und Subtyp (IgG-1 u. 3) der Antikörper.

Immunregulatorische Folgen der persistierenden zirkulierenden IK, welche ein wichtiges Signal für Steigerung oder Suppression der B-Zell-Aktivität und für die Autoantikörperbildung darstellen.

Präzipitation von IK.

Die Bildung von IK im strömenden Blut und ihre Präzipitation in der Gefäßwand, vorzugsweise in Filtrationskapillaren und Endstromgebieten, konnte anhand der Lupusnephritis aufgeklärt werden. Dabei spielen ANF, insbesondere ds-DNS-Antikörper die wichtigste Rolle. Durch Extraktion und Immunfluoreszenz-Doppelantikörpertechnik konnte die Anwesenheit von ANF, speziell DNS-haltigen IK und Komplement bewiesen werden. Grundsätzlich sind aber alle IK und somit die meisten Autoantikörper in der Lage, eine Immunkomplexvaskulitis zu erzeugen. Die Präzipitation zu beiden Seiten der Basalmembran weist darauf hin, daß auch im Gewebe, z. B. Mesangium, Antikörper produziert und Antigen freigesetzt werden. Die IK enthalten gebundenes Komplement. Eine für LE charakteristische Phagozytoseschwäche führt zu granulären, teilweise erheblich großen IK-Konglomeraten, die entlang der Basalmembran abgelagert werden, selbige alterieren und die Nephritis mit sekundärer Nephrose, Ödem und Exsudation bedingen. Polyserositis, Endokarditis-Libman-Sachs, Polyarthritis und die zahlreichen Organmanifestationen des LEV können so als Symptome einer generalisierten Immunkomplexvaskulitis angesehen werden.

Die langsame Präzipitation, vorherige Komplementablagerung und die zellulär bedingte Phagozytoseschwäche sind dafür verantwortlich, daß weder eine nekrotisierende IK-Vaskulitis (Ausnahme z. B. akrale arterielle Nekrosen) noch eine typische Arthus-Reaktion auftreten. Die Verdickung der Basalmembran sowie intra- und extravaskuläre Fibrinoidbildung werden von lymphoplasmazellulären Infiltraten begleitet, die Veränderungen sind nur teilweise reversibel und verlaufen chronisch exsudativ. Es bildet sich die Lupusnephritis mit „wire loops" heraus, die LE-Vaskulitis der Arteriolen mit ungewöhnlicher Wandverdickung, Fibrinoidablagerung und hyaliner Verödung [24]. Immunologisch lassen sich die typischen granulären IK schon früh in den Glomerula, Nierenarterien, Gefäßen der Kutis, Muskulatur und Milz nachweisen, grundsätzlich aber in allen vaskularisierten Organen und serösen Häuten, wobei Filtration, Endstrombedingungen, funktionelle Hypertrophie und Traumatisation die Präzipitation forcieren und modifizieren können. Auch an Gefäßen des Zentralnervensystems, Meningen und Plexus choroideus ließen sich IK nachweisen. An der Muskulatur findet man Vaskulitis mit sekundärer Alteration der Myofibrillen und Sarkolemmantikörper, an den Gelenken IK-Synovitis. An der Haut sind ein subepidermales Band aus granulären, linearen oder globulären Präzipitaten, IK-Vaskulitis, Ödem, „kollagenotische" Degeneration des Bindegewebes (Lyse der von Ig- und Komplement-umscheideten Fasern), teilweise Kernfluoreszenz in der Epidermis und sogenannte homogene Körper nachzuweisen. Letzte sind ebenso wie das subepidermale Band und die intravasalen IK aus IgG, IgM (Frühstadium), teilweise IgA, selten IgD, teilweise Fibrinogen und obligat Komplement (C3, C1q, C4) zusammengesetzt. Die homogenen hyalinen Körper oder clumps stellen „hydropisch" degenerierte Epidermiszellen dar, in die es zur Insudation von Fibrinogen, Ig, IK und Komplement analog zur Fibrinoidentstehung kam. Die Antikörpernatur der Ig im subepidermalen LE-Streifen ist bisher ungeklärt. DNS-Antikörper konnten nicht nachgewiesen werden [20], zirku-

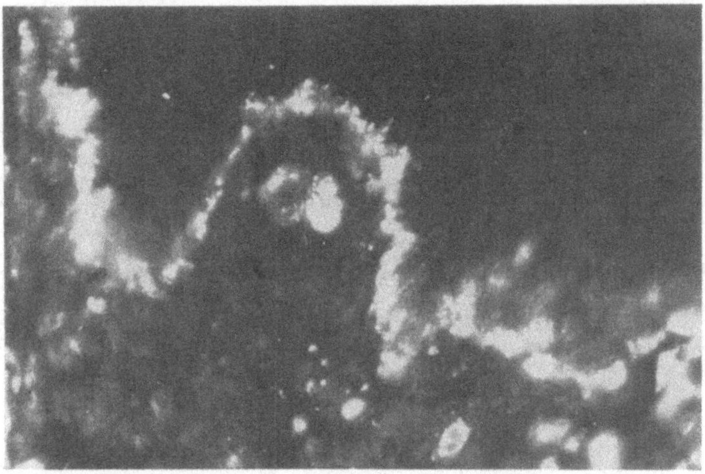

Abb. 6 Subepidermaler Grenzstreifen und Präzipitate in den Gefäßwänden aus IK und Komplement, nachgewiesen mit der direkten Immunofluoreszenztechnik an einem Hautschnitt bei LEC, Anti-h-β1c-FITC-Serum, Leitz-Orthoplan, XBO 150, 400×

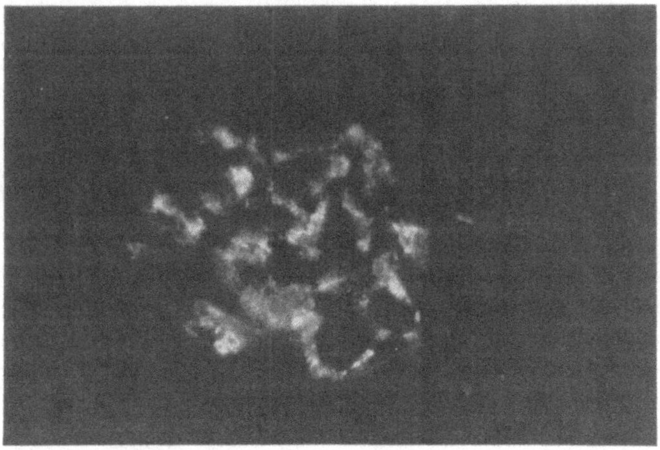

Abb. 7 Globuläre perikapilläre IK-Ablagerungen in einem Nierenglomerulum bei LEV, Anti-h-IgG-FITC-Serum, 200×

lierende Epidermisantikörper kommen selten vor. Die exsudative Lupusvaskulitis provoziert durch Licht u. a. Traumen, führt offenbar zu einem verstärkten Exsudatstrom via Epidermis, welcher, aufgehalten von der Basalmembran, präzipitiert und infolge verminderter Phagozytose akkumuliert. Folgerichtig ist der Grenzstreifen bei LEC discoides wesentlich stärker ausgeprägt als bei LEV oder LEC cum exacerbatione mit flüchtigen Effloreszenzen. Jedenfalls lassen sich die IK leicht in Haut, Muskulatur und Nieren nachweisen, jedoch kaum in der Leber (Abb. 6 und 7 u. Tab. 6).

Tabelle 6
Nachweis von C3, Ig und Fibrin (direkte Immunofluoreszenztechnik)

	LEV (n = 21)	LEC (n = 59)
1. *Haut*		
subepidermaler Streifen	17	55
Gefäße	17	46
Oedem	11	40
Kollag. bindeg.		
Degeneration	5	33
Kernfl.	3	—
2. *Muskulatur*	(n = 26)	(n = 55)
IK-Vaskulitis	23	36
Sarkolemm-Fl.	24	35
3. *Niere*	(n = 16)	(n = 20)
glomeruläre, perikapilläre		
Präzipitate, Arteriolitis	14	((15))

10. Die Bedeutung exogener Faktoren, dargestellt am Beispiel der UV-Provokation

Eine Vielzahl von auf den ersten Blick sehr verschiedenartigen exogenen Faktoren kann die Manifestation oder Exazerbation des LE provozieren. Als praktisch bedeutsamer und theoretisch gut untersuchter Modellfall soll hier die UV-Provokation herausgegriffen werden. Zur Bearbeitung dieser Frage haben wir wiederum das Xeroderma pigmentosum genutzt [28]. Das Verhalten der DNS-Serumantikörper von LEV-Patienten spricht gegen eine pathogenetische Kette.

UV-Strahlung/Thymindimerisierung/DNS-Antikörperbildung/
Exazerbation des LE.

In den Abbildung 8 zugrundeliegenden Versuchen wurde die DNS-Bindung von 20 LE-Seren gegenüber nicht bestrahlter bzw. UVC-bestrahlter (0,048 J/cm^2) 125-

ss-Kalbsthymus-DNS bestimmt. Die Ergebnisse zeigen, daß die Zahl der DNS-Antikörperbindungsstellen an der DNS durch UV-Bestrahlung vermindert wird. Der Thymindimeren-DNS kommt demnach wohl keine eigentliche pathogenetische Bedeutung zu. Es muß ein anderer Mechanismus ablaufen.

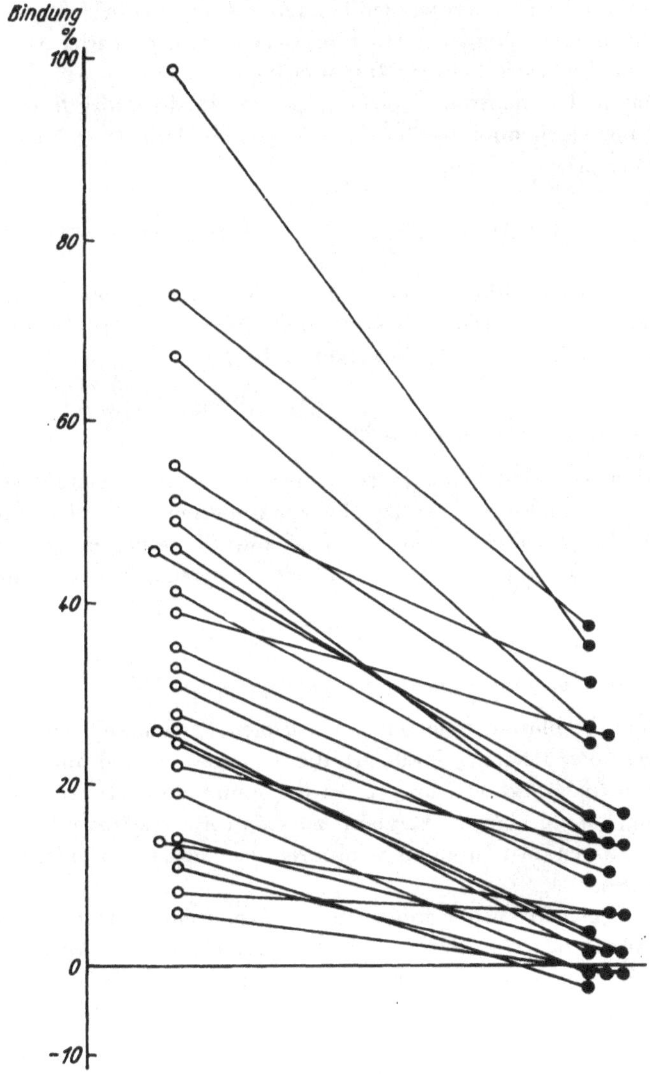

Abb. 8 Bindung von unbestrahlter (○) bzw. UVC-bestrahlter (●) Einstrang-DNS durch LEV-Seren

Durch UV-Bestrahlung können in der menschlichen Haut destruktive Radikalkettenreaktionen vom Typ der Lipidperoxidation ausgelöst werden [28]. Durch Lipidperoxidation werden biologische Membranen geschädigt. In diesem Zusammenhang gewannen ältere Befunde von Weismann und Thomas [40] Interesse, wonach proteolytische Enzyme an Entzündungs- und Autoimmunphänomenen beteiligt sind. Es ging jetzt darum, ob durch UV-provozierte Lipidperoxidation epidermale Proteinasen freigesetzt oder aktiviert werden können. Es zeigte sich, daß nach UV-Bestrahlung im Kulturmedium humaner Hautfibroblasten proteolytische Aktivität nachweisbar wird, die Azokasein bei pH 7,0 spaltet (neutrale Proteinasen) [8]. Einige neutrale Proteinasen der menschlichen Haut können durch natürlich vorkommende Inhibitoren nicht gehemmt werden [15] und sind Dreh- und Angelpunkt der nachfolgend vorgestellten Hypothese.

10.1. Kininbildung

Die Kininbildung unter der Einwirkung lysosomaler Enzyme wurde von Kaplan [21] in der beschriebenen Weise dargestellt. Epstein und Winkelmann [14] wiesen Kininbildung nach UV-Bestrahlung menschlicher Haut nach.

10.2. Aktivierung der Komplementkomponente C3

In den oben beschriebenen Bestrahlungsversuchen mit humanen Hautfibroblasten wurden neutrale Proteinasen freigesetzt, die wir isolierten und auf Komplement C3 einwirken ließen [8]. Das C3 wurde in C3a und C3b gespalten. Dieser Aktivierung von C3 folgt die Bildung bzw. Freisetzung einer ganzen Schar von Entzündungsmediatoren.

10.3. Proteolyse an epidermalen Strukturen

Die aus humanen Hautfibroblasten freigesetzten neutralen Proteinasen wurden mit Kryostatschnitten gesunder Personen inkubiert, die dann gespült und mit dem Serum von LEV-Kranken überschichtet wurden. Bei der immunfluoreszenzmikroskopischen Untersuchung konnte eine im Vergleich zu Kontrollversuchen erhöhte Bindung von Immunglobulinen an bestimmte Strukturen der normalen Epidermis festgestellt werden (Abb. 9).

Als Folge der Proteinaseneinwirkung werden offensichtlich epidermale Strukturen derart verändert, daß sie sich vermehrt binden. Die vermehrte Antikörperbindung sollte infolge der Zunahme von determinanten Gruppen zustande kommen und durch die Entstehung von Immunkomplexen das Komplementsystem aktivieren.

Dieser hier aufgezeigte Wirkungsmechanismus stellt aber nur einen Weg dar. Die Provokation des LE ist in Abhängigkeit von den sehr unterschiedlichen exogenen Faktoren auf verschiedenen Wegen möglich.

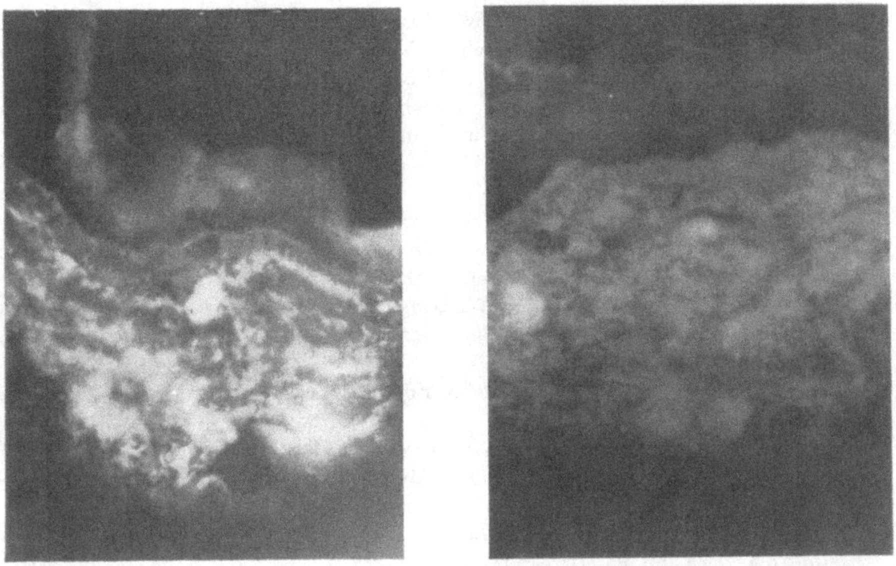

Abb. 9 Bindung von Antikörpern aus LEV-Serum an Strukturen normaler menschlicher Haut. Inkubation der Schnitte mit neutralen Hautproteinasen (links) und ohne Proteinasen (rechts), 250×

Literatur

[1] Apostoloff, E., Sönnichsen, N., Apostoloff, G., Hofer, E., Barthelmes, H.: Untersuchungen zu Hereditätsfragen beim Lupus erythematodes visceralis. Dt. Ges.wesen **32** (1977) 1114–1119.

[2] Bach, J. F., Dardenn, M., Salomon, J. C.: Studies on thymus products. IV. Absence of serum „thymic activity" in adult NZB and (NZB × NZW) F1 mice. Clin. Exp. Immunol. **14** (1973) 247–255.

[3] Barnett, E. V., Bluestone, R., Cracchiolo, A., Goldberg, L. S., Kantor, G. L., McIntosh, R. M.: Cryoglobulinemia and disease. Ann. Intern. Med. **73** (1970) 95–107.

[4] Barthelmes, H., Haustein, U.-F., Sönnichsen, N., Rietschel, L., Miemiec, E., Knopf, B.: Zur pathogenetischen Bedeutung von „Autoantikörpern" bei NZB/W-Hybrid-Mäusen. Acta Biol. Med. Germ. **30** (1973) 253–263.

[5] Barthold, D. R., Kysela, S., Steinberg, A. D.: Decline in suppressor T cell function with age in female NZB mice. J. Immunol. **112** (1974) 9–16.

[6] Burnham, Th. K.: Antinuclear antibodies: Significance of nuclear staining patterns. In: Immunopathology of the skin. Labeled antibody studies (Hrsg. E. H. Beutner, T. P. Chorzelski, S. F. Bean, R. E. Jordon). S.-Pennsylvania: Stroudsburg 1973.

[7] Chan, E. L., Kan, P. B., Mishell, R. J.: Long-term effects of in vitro sensifization on immune reactivity of lymphocytes: Generation of suppressor and helper T cells. J. Immunol. **118** (1977) 1391–1396.

[8] Diezel, W., Meffert, H., Günther, W., Huse, K., Sönnichsen, N.: Exazerbation des Lupus erythematodes visceralis infolge UV-Bestrahlung. Ergebnisse und hypothetische Aspekte. Dermatol. Monatsschr. **163** (1977) 290—295.

[9] Diezel, W., Günther, W.: Untersuchungen zur Pathogenese des Lupus erythematodes visceralis — Immunreaktivität und pathogenetische Bedeutung von UV-Licht. Dissertation zur Erlangung des Dr. sc. med. Bereich Medizin (Charité) der Humboldt-Universität. Berlin 1977.

[10] Diezel, W., Günther, W., Meffert, H., Sönnichsen, N.: Increased immune response in the acute phase of systemic lupus erythematosus and psoriatic arthritis caused by serum factors. J. Invest. Dermatol. **70** (1978) 33—37.

[11] Diezel, W., Meffert, H., Günther, W., Sönnichsen, N.: Quantitative Bestimmungen von Serumimmunkomplexen mit einer einfachen Methode. Dt. Gesundh.-wesen **33** (1978) 1820—1824.

[12] Dubois, E. L.: Lupus Erythematosus, 2. Ed. New York, Toronto, Sydney, London: McGraw-Hill 1974.

[13] Dumonde, D. C., Wolstencroft, R. A., Panayi, G. S., Matthew, M., Morley, J., Howson, W. T.: Lymphokine. Non-antibody mediators of cellular immunity generated by lymphocyte activation. Nature (Lond.) **224** (1969) 38—42.

[14] Epstein, J. H., Winkelmann, K.: Ultraviolet light-induced kinin formation in human skin. Arch. Dermatol. **95** (1967) 532—536.

[15] Fräki, J. E., Hopsu-Havu, V. K.: Human skin proteases. Separation and characterization of two alkaline proteases, one splitting trypsin and the other chymotrypsin substrates. Arch. Dermatol. Res. **253** (1975) 261—276.

[16] Gerber, N. L., Hardin, J. A., Chused, T. M., Steinberg, A. D.: Loss with age in NZB/W mice of thymic suppressor cells in the graft versus host reaction. J. Immunol. **113** (1974) 1618—1625.

[17] Gershon, R. K.: T-cell control of antibody production. In: Contemporary topics in immunobiology. Vol. 3 (Hrsg. M. G. Hanna), S. 1—40. New York: Plenum Press 1974.

[18] Grabar, P.: Hypothesis. Auto-antibodies and immunological, theories: an analytical review. Clin. Immunol. Immunopathol. **4** (1975) 453—466.

[19] Günther, W., Diezel, W., Sönnichsen, N.: Aktivität des Granulozytenadhärenzhemmfaktors nach artifizieller Immunisierung. Dermatol. Wochenschr. (im Druck).

[20] Joost, Th. van: An attempt to identify the nature of immun-globulin-complement deposits in the skin in Lupus erythematosus. Br. J. Dermatol. **89** (1973) 15—20.

[21] Kaplan, A. P.: Activation and control mechanisms of the plasma kinin-forming system and its relationship to coagulation and fibrinolysis. J. Invest. Dermatol. **67** (1976) 635—637.

[22] Kayashima, K., Koga, T., Onoue, K.: Role of T-lymphocytes in adjuvant arthritis. I. Evidence for the regulatory function of thymus-derived cells in the induction of the disease. J. Immunol. **117** (1976) 1878—1882.

[23] Klug, H.: Über interdigitierende Zellen in Lymphknoten bei Sklerodermie und Lupus erythematodes. Dermatol. Wochenschr. (im Druck).

[24] Koffler, D., Agnello, V., Thoburn, E.: Systemic Lupus erythematosus: Prototype of immune complex nephritis in man. J. Exp. Med. **134** (1971) 169—179.

[25] Krakauer, R. S., Waldmann, T. A., Strober, W.: Loss of suppressor T cells in adult NZB/NZW mice. J. Exp. Med. **144** (1976) 662—673.

[26] Lies, R. B., Messner, R. P., Williams, R. C., Jr.: Relative T-cell specificity of lymphocytotoxins from patients with SLE. Arthritis Rheum. **16** (1973) 369—375.

[27] Maas, D., Schubothe, H.: Ein Lupus erythematodes-ähnliches Syndrom mit antimitochondrialen Antikörpern. Dtsch. Med. Wochenschr. **98** (1973) 131—139.

[28] Meffert, H., Diezel, W., Sönnichsen, N.: Stable lipid peroxidation products in human skin. Detection, ultraviolet light-induced increase, pathogenic importance. Experientia **32** (1976) 1397—1398.

[29] Meffert, H., Barthelmes, H., Diezel, W., Günther, W., Falck, P., Störl, J., Sönnichsen, N.: Xeroderma pigmentosum und Antigenität UV-bestrahlter DNS. Dermatol. Monatsschr. **162** (1976) 300—305.

[30] Rowell, J.: Vortrag anläßlich der 4. Konferenz der Sektion Immundermatologie der Polnischen Dermatologischen Gesellschaft, Wroclaw, 27. 9. 1976.

[31] Sandberg, A. L., Wahl, S. M., Mergenhagen, S. E.: Lymphokine production by C3b-stimulated B cells. J. Immunol. **115** (1975) 139—144.

[32] Schur, P. H., Stollar, B. D., Steinberg, A. D., Talal, N.: Incidence of antibodies to double-stranded RNA in SLE and related diseases. Arthritis Rheum. **14** (1971) 342—347.

[33] Shirai, T., Mellors, R. C.: Natural cytotoxic autoantibody and reactive antigen in New Zealand Black and other mice. Proc. Natl. Acad. Sci. USA **68** (1971) 1412—1419.

[34] Sönnichsen, N.: Untersuchungen über den Aminosäurestoffwechsel beim Lupus erythematodes. Dermatol. Wochenschr. **151** (1965) 460—467.

[35] Sönnichsen, N.: Zur Pathogenese des Lupus erythematodes bei gleichzeitiger Berücksichtigung diagnostischer Grundzüge. Dermatol. Wochenschr. **158** (1972) 474—484.

[36] Sönnichsen, N., Barthelmes, H., Meffert, H., Albrecht-Nebe, H., Diezel, W., Günther, W.: Die immunologische Diagnostik des Lupus erythematodes. Dermatol. Wochenschr. (im Druck).

[37] Störl, H. J., Barthelmes, H.: Untersuchungen zur Reaktivität eines Lupus erythematodes-Serums mit nativer und denaturierter DNS verschiedener Herkunft. Acta Biol. Med. Ger. **34** (1975) 51—57.

[38] Unanne, E. R.: In: Immune recognition, Proceedings of the ninth leukocyte culture conference (Hrsg. A. S. Rosenthal), S. 555. New York: Academic Press 1975.

[39] Ward, P. A., Mclean, R.: Congenital Abnormalities of Complement. In: Immunology II (Hrsg. J. A. Bellanti). Philadelphia, London, Toronto: Saunders 1978.

[40] Weismann, G., Thomas, L.: Steroids, lysosomes and systemic lupus erythematosus. Bull. N.Y. Acad. Med. **38** (1962) 779—787.

MIX

Papier | Fördert gute Waldnutzung

FSC® C083411

Zeitfracht Medien GmbH
Ferdinand-Jühlke-Straße 7
99095 Erfurt, Deutschland
produktsicherheit@kolibri360.de